Annette Gisela Krupka

Quo vadis, Pflege?

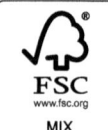

Annette Gisela Krupka

Quo vadis, Pflege?

Bibliografische Information der Deutschen Nationalbibliothek

Impressum

© 2019 Annette Gisela Krupka

Herstellung und Verlag:

BoD - Books on Demand, Norderstedt

ISBN: 978-3-7357-5104-1

Inhalt

Abbildungsverzeichnis

Vorwort

„Quality exists when the price is long forgotten!"
Henry Royce

Bereits der berühmte Erfinder der Luxusmarke Rolls-Royce erkannte, dass Qualität ihren Preis hat. Wenn wir diesen Umstand auf Organisationen der Pflege herunterbrechen, ist die Tatsache die gleiche: Ich erhalte für nichts – NICHTS!

Viele Organisationen glauben, Qualitätsmanagement mache sich „mal so nebenher". Entweder die Pflegedienstleitung (PDL) übernimmt es zusätzlich zu ihren Aufgaben, oder ein Mitarbeiter wird zum Qualitätsbeauftragten (QMB) ernannt – dieser erhält, wenn es gut geht, eine dreimonatige Schulung.

Aus meiner Erfahrung weiß ich, dass einige nicht eben freiwillig in diese Position gegangen sind. Eine Teilnehmerin sagte mir einmal: „Ich hatte die Wahl zwischen QMB und Hygienebeauftragten, ich denke, QMB ist das kleinere Übel." Für ihre Tätigkeit als QMB wird ihr keine zusätzliche Arbeitszeit zur Verfügung stehen, schließlich wurde ja schon die Weiterbildung vom Arbeitgeber bezahlt …

Was mir auffällt, ist die Tatsache, dass sich sowohl in den Pflegedienstleiterkursen (Ausbildung zur Leiterin/zum Leiter einer Pflegeeinheit) als auch in den QMB-Kursen viele Teilnehmerinnen und Teilnehmer während der Fortbildung beruflich neu orientieren. Sie verlassen ihr Unternehmen, was nicht immer reibungslos vonstattengeht, und suchen eine neue Herausforderung oder überhaupt eine Veränderung in einem anderen Pflegeunternehmen oder sogar in der Selbstständigkeit.

Das zeigt doch auch die plötzliche, in einem anderen Kontext stattfindende Auseinandersetzung mit dem Thema Qualität.

Wie kam ich darauf, ein solches Buch zu schreiben? Ganz einfach: Ich wollte es schreiben. Dieses Buch reflektiert viele Dinge, die ich erlebt habe und in meiner täglichen Arbeit erlebe; außerdem die Erkenntnis, dass sich etwas ändern MUSS in der Pflege in Deutschland, vor allen Dingen im Umgang mit dem Pflegepersonal!

Wie steht es mit der Pflegeausbildung in Deutschland? Wie steht es mit dem Selbstverständnis der Pflegenden? Wie steht es mit der Qualität in unseren Pflegeeinrichtungen (dabei meine ich nicht die Bewertungen von 1,0–1,2 durch die Prüfungen des medizinischen Dienstes)?

Dies ist kein wissenschaftliches Fachbuch, es ist ein Erfahrungsbericht, und vielleicht gibt das Buch ein paar Anregungen, besonders und vor allem für Leitungskräfte.

Einen höheren Anspruch habe ich nicht. Aber es sei mir auch gestattet, eigene (Pflege- und) Qualitätserlebnisse mit einem kleinen Augenzwinkern zu schildern …

1 Wohin geht sie, unsere Pflege?

Schauen wir uns in der Pflegelandschaft um, haben wir es mit zwei Wahrnehmungen zu tun: einmal der gewollten, erhofften, erkämpften und einmal mit der tatsächlichen. Wie oft, ich kann es nicht mehr zählen, habe ich diesen Satz gehört, in einem Audit, einer Weiterbildung etc.: „In der Praxis, Frau K., sieht das alles anders aus!"

Erleben wir also eine theoretische und eine praktische Wahrnehmung? Wie weit hat sich die Pflegewissenschaft in Deutschland von der Pflegepraxis entfernt?

Auf einem Pflegekongress in Jerusalem fragte mich eine Teilnehmerin aus Kanada, warum die Pflege in Deutschland einen so schlechten Ruf habe. Die Frage kam bei ihr nicht von ungefähr: Als Tochter deutscher Auswanderer hatte ihre Mutter damals ganz entsetzt reagiert, als ihre Tochter ausgerechnet den Beruf Krankenschwester ergriff. Dabei genießen kanadische Pflegekräfte ein sehr hohes Ansehen in der Bevölkerung.

Eine Antwort konnte ich ihr freilich nicht darauf geben. Aber ich habe mir sehr oft Gedanken über dieses Gespräch gemacht.

Ist es wahr, dass unser Beruf einen so schlechten Ruf hierzulande hat?

Ich muss leider sagen: JA! Dazu trägt eine nicht gerade attraktive Bezahlung ebenso bei wie Schicht- und Feiertagsarbeit, zunehmender Fachkräftemangel und daraus resultierende Überbelastung sowie der altruistische Gedanke, wir alle hätten diesen Beruf ergriffen, weil wir die „Stimme der Berufung" in uns trügen.

Ich muss hier niemanden mit einer demografischen Statistik belehren. Alle wissen: Die Bevölkerung überaltert, es gibt weniger Berufsabgänger und noch weniger Azubis, die den Beruf der Pflege ergreifen wollen.

Eine (seit Langem angekündigte) und inzwischen endlos diskutierte generalisierte Ausbildung ist jetzt für das Jahr 2020 definitiv angepeilt und wird von Berufsverbänden etc. pro und contra diskutiert. Auch wenn ich immer eine Verfechterin der Generalisierung war und bin, kann ich eine solche unter den geplanten Bedingungen keinesfalls befürworten.

In einem der zahlreichen Foren, die ich zur Thematik besuchte, sagte eine Schulleiterin, man müsse sich eben fachlich umorientieren. Kenntnisse in Anatomie und Physiologie könnten reduziert werde, DAZU gebe es schließlich Ärzte. Nachdem diese Äußerung meinen Blutdruck schon in bedenkliche Höhen manövriert hatte, schob diese Dame noch die Bemerkung nach, dass wir es jetzt immer mehr mit „Problemschülern" zu tun hätten. Diese zu halten, sei die eigentliche Aufgabe.

Ich konnte mir die Bemerkung nicht verkneifen, dass ich diese Ausbildung nicht mehr begleiten müsse, aber was mir mehr Angst mache, sei vielmehr die Tatsache, dass diese „examinierten" Pflegefachkräfte einmal an MEINEM Bett stehen könnten …

Ich erinnere mich an die „generalisierte" Ausbildung in der ehemaligen DDR, die 1974 auf Fachschulniveau angehoben wurde und für die als Zugangsvoraussetzung ein Zehnte-Klasse-Abschluss mit einem Notendurchschnitt von mindestens 2,0 oder besser galt. Heute diskutieren wir, Generalistik hin oder her, wie wir die Zugangsvoraussetzungen immer mehr nach unten schrauben … Aber wir erfinden lieber sperrige Begriffe wie

„Gesundheits- und Krankenpfleger(in)", „Pflegefachfrau" oder „Pflegefachmann" – „Nurse" klingt viel kürzer und einprägsamer – und stampfen immer neue vermeintliche Kandidatinnen und Kandidaten für die Pflegeausbildung aus dem Boden – ich sage nur: „Schleckerfrauen in die Pflege" –, und als Gipfel des Ganzen werden Prostituierte in die Pflege geschickt – da ist die Hemmschwelle geringer.

Dann wundern sich einige der Politiker, die tagaus, tagein in endlosen Talkshows das Thema pro und kontra bisher erfolglos diskutierten, dass die Pflege einen schlechten Ruf hat? Ich jedenfalls wundere mich angesichts eines solchen Ansinnens nicht mehr!

Die Akademisierung der Pflege in Deutschland wird schlechtgeredet, die in anderen Ländern schon lange Realität ist. Ich zitiere hier den Newsletter von „Pflegemanagement aktuell: „Beiträge aus der praxisorientierten Forschung" (erschienen 21.05.2018) mit der reißerischen Aufmachung „Akademisierung der Pflegeberufe nutzlos". Dort wird unter anderem ausgeführt: „Was helfen uns studierte Pflegekräfte, die von der Praxis a) keine Ahnung haben und b) auch nicht mehr ans Bett wollen? Wir brauchen zupackende, handelnde Menschen im Pflegeberuf." Danach wird auf Bundesgesundheitsminister Span verwiesen, der sich gegen eine Akademisierung der Pflege auf dem Katholikentag in Münster aussprach. Diese Behauptungen finde ich schlicht aus dem Zusammenhang gerissen.

Es mag Pflegewissenschaftler geben, die vorher nicht im Pflegeberuf gearbeitet haben und daher viele praktische Dinge von der rein theoretischen Seite beleuchten, und es mag auch Praktiker geben, die den Pflegeberuf verlassen haben, studierten und nicht mehr „direkt" ans Bett zurückwollen. Im Umkehrschluss stellt sich für mich die Frage: Wenn wir akademisierten Pflegekräfte ans Bett zurückkehren, was sollen wir tun? Was dürfen wir tun? Und wie werden wir bezahlt? Ich glaube, das ist eher der Hintergrund dieser ganzen Negativdiskussion!

Hochqualifizierte Pflegekräfte mit den nötigen Kompetenzen auszustatten, wie in anderen Ländern üblich, würde unser gesamtes Pflegesystem infrage stellen. Diese erweiterten Kompetenzen bauen Schnittstellen zu anderen Bereichen, zum Beispiel dem ärztlichen, um. Ist das so „gewollt"?

Als Alternative wird auch gerne das Thema „Ausländische Pflegekräfte" diskutiert. Allerdings wird dabei oft übersehen, dass Pflegekräfte, die sehr gut ausgebildet sind und bisher relativ autark in ihrem Beruf agieren konnten, am deutschen Pflegesystem sehr schnell scheitern werden. Was immer mehr wie ein schwer abwendbares Horrorszenario klingt, könnte noch abgemildert werden, wenn, ja, wenn …

Was brauchen wir dazu? Nun bin ich versucht, berufsgebunden spontan zu sagen: eine gute Pflegequalität. Ich behaupte einmal, damit recht zu haben. Qualität ist schließlich alles – von der Mitarbeiterführung über die Dokumentation bis zu einer besseren Ausbildung. Alles ist Qualität!

2 Kennen Sie Fred?

Nein?

Nun, bis vor ein paar Jahren kannte ich ihn auch nicht. Beim Stöbern im Internet stieß ich auf eine (damals noch existierende) Seite, die das Pinguinprinzip nach John P. Kotter vorstellte. Ich bestellte mir umgehend dieses Buch und war begeistert. Denn es hilft, Abtworten auf die Fragen zu finden: Wie gehen wir mit Veränderungen um, was müssen wir beachten?

Begeistert von diesem Buch bestellte ich mir gleich den „Nachfolger" Leading Change – und las mich fest! Ich habe den Acht-Stufen-Prozess für Umsetzung tief greifenden Wandels nach John P. Kotter mit eigenen Ideen und Ergänzungen versehen und spreche dabei von meinen ganz eigenen Erfahrungen bei der Umsetzung des Qualitätsmanagements in Pflegeorganisationen. (Mr. Kotter ist an meinen Auslegungen völlig unschuldig!)

3 Was ist Changemanagement?

Für Changemanagement gibt es gegenwärtig keine allgemeingültige Definition. Folgende Aspekte umfassen aber das Begleiten von Veränderungsprozessen recht umfangreich (vgl. Geiger, 2006; Doppler& Lauterburg, 2008):

→Changemanagement besteht daraus, Veränderungsprozesse in Organisationen zu planen, umzusetzen und zu kontrollieren.

→Changemanagement begleitet und fördert strategieorientierte Veränderungsvorhaben.

→Changemanagement bedeutet oftmals, Strategien, Strukturen, Systeme, Prozesse und Verhaltensweisen mittels geeigneter Methoden und Instrumente zu verändern.

→Changemanagement dient dazu, die Wettbewerbsfähigkeit eines Unternehmens aufrechtzuerhalten bzw. zu erhöhen.

→Die Priorität des Changemanagements ist es, zur Zielerreichung notwendige Transformationen nachhaltig zu realisieren.

Veränderungen erzeugen Spannungen, Spannungen bei den Mitarbeitern, Spannungen im Team. Was machen Veränderungen mit uns? Meist erzeugen sie Ängste, und viele davon sind nicht unbegründet. Diese nicht ernst zu nehmen, gar zu bagatellisieren, ist das Problem in vielen Leitungsebenen. Dieses Phänomen, einhergehend mit mangelnder Transparenz dessen, was die Mitarbeitenden in naher, aber auch ferner Zukunft erwartet, kann dazu führen, dass die Mitarbeitenden Veränderungsansätze nicht nur ignorieren, sondern sogar boykottieren.

Eine Studie von 2012 zeigt, dass 97 % der Mitarbeitenden und 94 % der Führungskräfte gezielte Personalentwicklungsmaßnahmen erwarten, um organisationale Veränderungen bewältigen zu können. Gleichzeitig zeigt die Studie jedoch auch, dass dies oftmals nicht geschieht (ca. 60 %; vgl. Kienbaum Management Consultants, 2012).

Wir erleben in der Pflege derzeit einen enormen Wandel, und dies wird erst der Anfang sein. Vor dem derzeitigen und in nächster Zeit eklatant werdenden Fachkräftemangel bleibt den Organisationen keine Wahl mehr, als alte Strukturen aufzubrechen und Veränderungen herbeizuführen. Die Mitarbeitenden auf diesem Weg mitzunehmen, sie mitgestalten und mitentscheiden zu lassen, wird langfristig entscheidend sein, um das Überleben von Pflegeorganisationen zu sichern.

4 Der Acht-Stufen-Prozess für die Umsetzung tief greifenden Wandels nach John P. Kotter

4.1 „Ein Gefühl für die Dringlichkeit erzeugen" (Kotter)

Dringlichkeit hat bei uns immer eine Assoziation von „Aber nun mal fix". Wir implementieren mal „fix" den Standard und geben gleich die neuen Protokolle und Assessments mit aus, wir setzen mal „fix" ein neues Arbeitszeitmodell um und präsentieren es den Mitarbeitern etc.

Aber ist DAS Verbesserung? Warum sollen wir uns überhaupt verbessern? Es läuft doch recht gut! Für viele Mitarbeiter sind Entscheidungen nicht transparent, weil sie überhaupt nicht wissen, „wohin die Reise gehen soll". In diesem Zusammenhang sollte man an den Plan-Do-Act-Check(PDCA)-Zyklus und an das Bild denken, das den PDCA-Zyklus verdeutlicht (Abbildung 1).

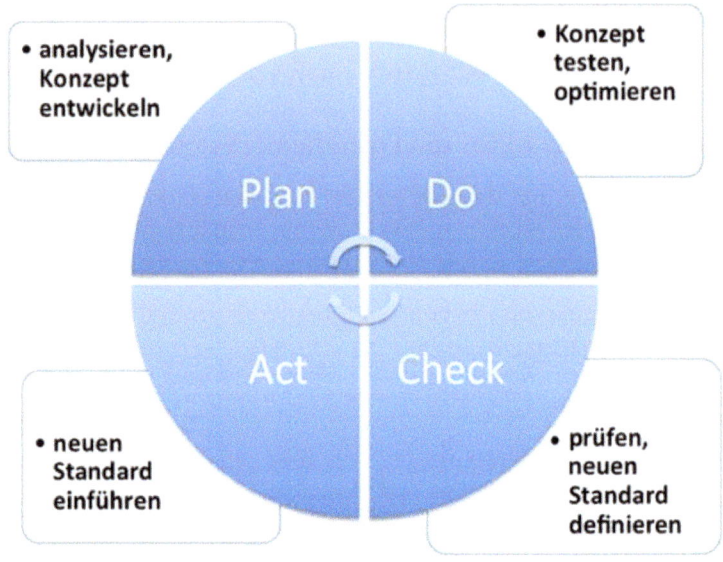

Abbildung 1: Der PDCA-Zyklus

Quelle: Kring (WEKA MEDIA GmbH & Co. KG), 2019

Der US-amerikanische Physiker und Pionier des Qualitäts-managements William Edwards Deming (1900–1993) sprach nicht umsonst von der „kontinuierlichen Verbesserung". Er weist auch auf folgenden wichtigen Aspekt hin: Wenn ein Prozess verbessert wurde, muss als Erstes das Verbesserte stabilisiert, sprich auch standardisiert werden. Erst dann kann (und darf!) ich den nächsten Prozess beginnen. Wenn Transparenz fehlt, dann werden nur ein paar ganz Mutige Veränderungen mitgestalten. Der Rest bleibt in der Warteposition.

Welche Möglichkeiten habe ich, ein Gefühl von Dringlichkeit zu erzeugen? Markige Sprüche wie „Wir müssen das jetzt mal hinkriegen" helfen in der Regel wenig. Wie kann ich nun bei Mitarbeitenden jenes Gefühl von Dringlichkeit erzeugen, das Kotter beschreibt? Meiner Erfahrung nach damit, dass die Mitarbeitenden erst einmal verinnerlichen, **WO** unsere Baustellen liegen und wie gravierend sich das auf die Qualität auswirkt. Dies wird in Teammeetings zwar erfahrungsgemäß kurz angeschnitten und mit dem bekannten Satz „Wir müssen ab jetzt ..." begründet, verinnerlicht werden diese Dinge kaum. Methoden gibt es gewiss unzähliger, die Bücher füllen könnten. Ich habe diejenigen Methoden ausgewählt, mit denen ich bei Mitarbeitenden (positive) Erfahrungen sammeln konnte.

Methode 1: SWOT-Analyse

Gleich vorab: Die Strengths-Weaknesses-Opportunities-Threats(SWOT)-Analyse eignet sich nicht für eine Team-besprechung zwischen „Tür und Angel", sie benötigt Zeit. Die SWOT-Analyse ist ein weitverbreitetes Instrument zur Situationsanalyse, sie geht dabei über die klassische Ist-Analyse hinaus. Das Ziel einer SWOT-Analyse ist es, die Stärken und Chancen zu maximieren und Schwächen und Risiken zu minimieren.

Günstig ist es, erst einmal die Stärken und Schwächen durch die Mitarbeitenden bestimmen zu lassen. Das kann per Zettelabfrage passieren oder auf Zuruf. Es werden alle genannten Fakten – unkommentiert! – angeschrieben/angepinnt, als eine Form des Brainstormings (vgl. Abbildung 2). Bei mehreren Themenkomplexen, die sich jetzt auftun, wäre es ratsam zu clustern, also Oberbegriffe zu bilden (z. B. Dokumentation, Dienstplan etc.) und jetzt alle relevanten Begriffe diesen Oberbegriffen unterzuordnen.

Nun kommt der schwierigere Teil, d. h., gemeinsam sollen die Mitarbeitenden erkennen, welche Chancen ihnen aus ihren Stärken, aber auch, welche Risiko-Szenarien aus den Schwächen erwachsen können.

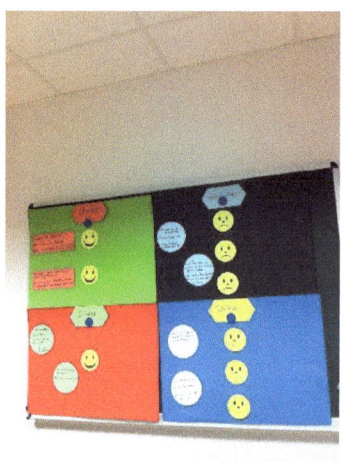

Abbildung 2: Poster mit SWOT-Analyse

Quelle: Eigene Darstellung

Hier ist jetzt eine komplexe Übersicht entstanden. Es empfiehlt sich, sie erst einmal „setzen" zu lassen, d. h., hier am nächsten Tag bzw. zur nächsten Teambesprechung weiterzumachen.

Die Ungeduldigen werden jetzt sagen: „Ach, weiß die Frau auch, wie wenig Zeit wir haben?"

Darauf antworte ich: „Überprüfen Sie einmal, wie viel Zeit bei einer Teambesprechung dafür verwendet wird, das nicht zur SACHE gesprochen wird!"

20

Ein Beispiel aus meiner Praxis war eine MDK-Prüfung mit einem nicht gerade suboptimalen Ergebnis. Die Leiterin der Pflegeorganisation hatte mich per „SOS"-Anruf gebeten, ihr und dem Team behilflich zu sein. Noch heute sehe ich das Bild vor mir, das sich ergab, als ich in der Pflegeorganisation eintraf: Die Mitarbeitenden saßen alle im Kreis im Aufenthaltsraum vor einem Flipchart, der nichts enthielt als die MDK-Benotung. Die Mienen waren deprimiert.

Meine erste Reaktion war, den Zettel mit der Benotung zu entfernen. Dann begann ich mit der SWOT-Analyse; lange Gesichter: „Was will die?" Nach genau einer Viertelstunde waren alle mit Eifer dabei. Sehr schnell kristallisierte sich Folgendes heraus:

Stärken waren die gute Bewertung durch die Pflegekunden, gute Pflegeergebnisse, aber auch das gut funktionierende Team.

Schwächen wurden von den Mitarbeitenden selbst benannt. Sie erkannten solche in der Verlaufsdokumentation sowie Evaluation, aber auch Hygienefehler wurden eingeräumt.

Die daraus resultierenden *Chancen* äußerten die Mitarbeitenden rasch, etwa: gute Mund-zu-Mund-Propaganda, Zuwachs an Kundschaft, gutes Ansehen der Pflegeorganisation etc.

Bei den *Risiken* hatte ich zugegebenermaßen meine Bedenken, ob die Mitarbeitenden solche selbst erkennen würden. Ich wollte ja so wenig wie möglich in diesen Prozess eingreifen und war hier nur moderierend tätig. Erstaunlicherweise wurden die Risken genauso schnell aufgezählt wie die Chancen. Die Mitarbeitenden benannten Kundenverlust durch Qualitätsmängel, ggf. eine Abmahnung durch die Krankenkasse und auch rechtliche Konsequenzen wie z. B. durch die o. g. Hygienemängel.

Wir benötigten insgesamt für diesen Teil 90 Minuten. Danach einigten wir uns darauf, eine Prioritätenliste zu erstellen, um die (durch den MDK, aber auch durch die Mitarbeitenden selbst) festgestellten Mängel abzuarbeiten.

Methode 2: Ishikawa-Diagramm

Der zweite Schritt besteht darin, jetzt herauszufinden, warum es zu einem bestimmten Problem kommen konnte. Ich betone hier wieder das EINE Problem. Denken Sie daran, dass immer eine „Baustelle" bearbeiten werden soll.

Eine Methode dazu ist das Ishikawa-Diagramm, benannt nach dem Chemiker und Vater der japanischen Qualitätskontrolle Kaoru Ishikawa (1915–1989), auch Fischgrätenmodell genannt (vgl. Abbildungen 3 und 4).

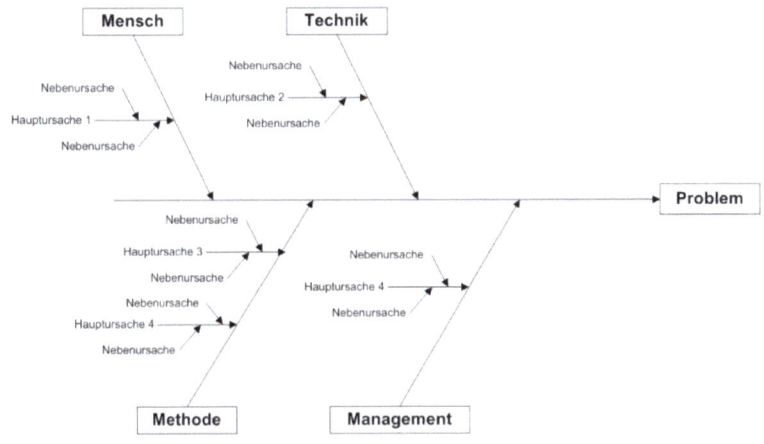

Abbildung 3: Ursache-Wirkungs-Diagramm (Ishikawa-Diagramm)

Quelle: BMI/BVA, 2018

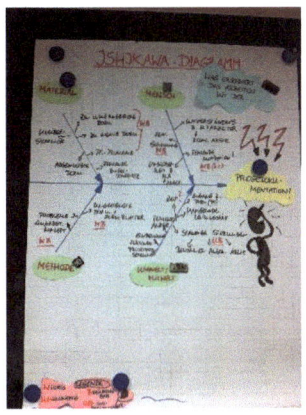

Abbildung 4: Poster mit Ishikawa-Diagramm

Quelle: Eigene Darstellung

Ich habe diese Methoden bereits mehrfach durchgeführt und bisher eine gute Resonanz von Mitarbeitenden erhalten. Wichtig bei dieser Methode ist, die Mitarbeitenden eine solche Sichtweise einnehmen zu lassen, dass sie sich fragen: „Was können wir prozessmäßig ändern?", „Was ist Strukturqualität?" Diese ist nicht immer sofort bzw. wenig beeinflussbar.

Abschließend sollte ein *Masterplan* entwickelt werden, der folgende Fragen beantwortet: **WIE** gehen wir das Problem an, in **WELCHEM ZEITRAUM**, und **WER** ist **WOFÜR** verantwortlich? Mitarbeitende, die bis jetzt aktiv an diesem Prozess mitgewirkt haben, sind auch bereit, Veränderungen zu tragen.

Methode 3: Schweizer-Käse-Modell nach James Reason

Dazu, ein Szenario zu verdeutlichen, das entstehen könnte, wenn alle „kleinen" Probleme nicht erkannt oder nicht angegangen werden, eignet sich auch das Swiss Cheese Model of System Accidents nach James Reason (vgl. Abbildungen 5 und 6).

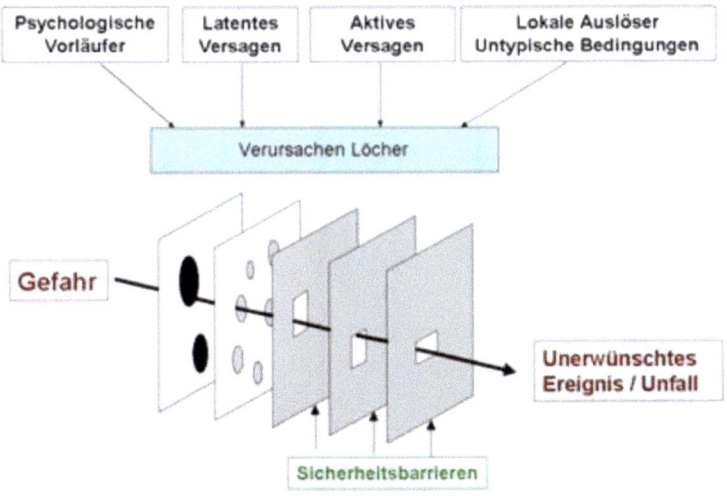

Abbildung 5: Swiss Cheese Model of System Accidents (nach Reason)

Quelle: Ärztliches Zentrum für Qualität in der Medizin (gemeinsames Institut von BÄK und KBV), 2015, modifiziert mit Rückgriff auf Reason, 2000

Hier kann den Mitarbeitenden an ganz konkreten praktischen Beispielen verdeutlicht werden, was als möglicher „Supergau" enden kann, wenn langfristig Probleme ignoriert werden. An dieser Stelle möchte ich mich ganz herzlich bei Frau Jenny Heil bedanken, die mir nach dem letzten QMB-Kurs die wunderbaren „Käsescheiben" zur Verfügung gestellt hat (s. Abbildung 6). Ich habe sie seither in mehreren Leitungskursen eingesetzt, um das Modell zu erläutern. Als ich sie das erste Mal im Rahmen einer Analyse zur MDK-Prüfung bei Mitarbeitenden verwendete, hatte ich anfangs Bedenken. Ich hatte wirklich damit gerechnet, dass alle schallend zu lachen begännen oder glaubten, ich wolle sie auf den Arm nehmen. Aber ... nichts davon geschah. Jeder war ernsthaft dabei. Man sollte also durchaus auf die Experimentierfreudigkeit von Pflegekräften hoffen, wenn es einem gelingt, die geplante Methode richtig anzumoderieren.

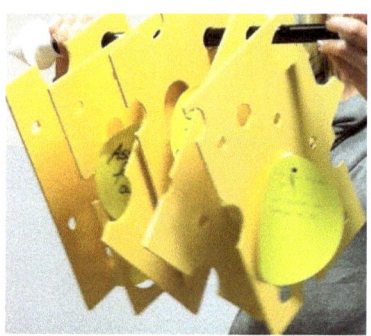

Abbildung 6: „Käsescheiben" gemäß Reasons Modell, hergestellt von Frau J. Heil

Quelle: Eigene Darstellung

Im vergangenen Jahr wurde ich gebeten, einen Teamleitertag zu moderieren. Es sollte um die Problematik Personalplanung und Optimierung gehen. Alles, was die Leiterin mir sagte, war: „Ich möchte nicht, dass wir heute Nachmittag auseinandergehen und uns bedauern."

Ich fand an der Planung optimal, dass der Tag nicht in der Pflegeeinrichtung stattfand, sondern an einem externen Ort. Es war wahnsinnig interessant, die Menschen und Leitungstypen zu erleben, als es darum ging, eingetretene Pfade zu verlassen und neue Ideen für sich zuzulassen, sie zu diskutieren und auf ihre Umsetzungsfähigkeit hin zu prüfen. Natürlich waren es die

„Visionäre" und „Missionare", die den Wandel initiieren, die versuchten, andere Mitglieder der Gruppe zu überzeugen, und sich auch bereit erklärten, viel Energie und Kraft in den Umgestaltungsprozess zu investieren. Diese „aktiv Gläubigen" konnten auch schnell von der Idee einer neuen Dienstplanung überzeugt werden und waren relativ zeitnah aktiv dabei. Sie werden die künftigen Multiplikatoren sein, die wiederum andere Mitarbeitende in den Teams von den Ideen überzeugen werden.

Eine Gruppe, die „Abwartenden", war gut zu beobachten. Ihre Bereitschaft, sich schon in dieser frühen Phase am Veränderungs-Prozess zu beteiligen, war sehr gering. Sie können vielleicht im Laufe des Veränderungsprozesses, meist bei ersten Erfolgen, noch überzeugt werden, aktiv mitzuwirken, in diesem Moment waren sie es aber nicht. Sie waren auch diejenigen, die die wenigsten Ideen einbrachten und eher skeptisch dem Prozess der Ideenfindungen gegenüberstanden. Eine Kollegin zeigte sich direkt als „offene Gegnerin", was keinesfalls negativ war. Sie war der „Reibungspunkt", denn sie machte von Anfang an klar, dass sie gar nichts von unseren Ideen halte. Schon vieles sei besprochen und ausprobiert worden, doch ohne Erfolg. Bis zum Schluss war sie nicht zu überzeugen, die neuen Ideen mitzutragen. Es bleibt die Hoffnung, dass nach den ersten Schritten einer erfolgreichen Änderung auch diese Kollegin von dem Prozess überzeugter sein wird. Ihre kritische Ablehnung bleibt als positive Stimulanz für die Visionäre sicher noch lange erhalten (vgl. Vahs, 2009 S. 344).

Nach anfänglichen Diskussionen um Nebenschauplätze kam plötzlich Bewegung in die Sache. Nach der Mittagspause gab es dann viele gute Ideen in einer Gruppenarbeit. Am Ende wurden die machbarsten Veränderungen schriftlich fixiert, mit Terminen unterlegt (WICHTIG!), und wir gingen mit dem Gefühl auseinander, einen Prozess der Veränderung angestoßen zu haben. In der Feedbackrunde wurde auch festgestellt, dass es gut war, einen externen Moderator vor Ort zu haben, der die Prozesse auch hinterfragt und immer wieder neue Punkte ins Spiel bringt. Im Übrigen haben wir uns am Ende des Tages nicht gegenseitig bedauert! ☺

4.2 „Eine Führungskoalition aufbauen" (Kotter)

„Wenn ich es selbst tue, weiß ich jedenfalls, dass es richtig ist", sagte mir vor geraumer Zeit die Pflegedienstleiterin eines kleinen Seniorenheimes. Sie schrieb ALLE Pflegeplanungen selbst und evaluierte sie, ganz „neben" ihren Leitungsaufgaben. Auf meine Frage, wie lange sie das noch so machen wolle, zuckte sie resigniert mit den Schultern: „Wer soll es denn sonst machen?".

Gehen wir das Szenario weiter: Genau diese Leitungskraft fällt ab morgen aus (was bei der Arbeitsüberlastung früher oder später auch geschehen wird). Die Mitarbeiter wurden über Jahre „geschont", wobei man jetzt spekulieren darf, ob ihnen das so gefallen hat oder nicht. Ich glaube, diejenigen, die sich unterfordert fühlten, sind schon lange weg! Wenn jetzt eine neue PDL Forderungen stellt, wird es ein harter Weg für beide Seiten. Daher ist es absolut notwendig, langfristig alle Mitarbeitenden mit ausreichenden Kompetenzen auszustatten. Auch dieser Prozess wird nicht ad hoc passieren. Hier muss sich die gesamte Firmenphilosophie ändern, besonders wichtig im Bereich des Riskmanagements.

Was geschieht, wenn Fehler unterlaufen? Eine Angst, die nie unterschätzt werden darf. In Gesprächen berichten mir viele Mitarbeitende immer wieder von der Angst vor Konsequenzen: „Was passiert, wenn ich einen Fehler mache?" Getreu dem Motto „Wer nichts macht, macht auch nichts falsch" liegt in einer Kompetenzerweiterung nicht nur die Angst vor eventueller Mehrarbeit (das wird auch eher zugegeben als das Nächste!), sondern die Angst vor einem Fehler, der im sensiblen Bereich Pflege besonders tragisch sein kann.

Angst vor Mehrarbeit muss ernst genommen und transportiert werden. Die ewig gleiche Argumentation einiger Führungskräfte, dies „so nebenbei" zu machen, schafft nicht nur Frust, sondern auch eine denkbar schlechte Position für ein erneutes Veränderungsanliegen. Jede „vernünftige" Mitarbeiterin, jeder „vernünftige" Mitarbeiter wird dann den eigenen Beitrag unter irgendeinem fadenscheinigen Argument verweigern. Dem Mitarbeiter **MUSS** deutlich gemacht werden, dass es zu einer Arbeitsverdichtung kommen wird, wenn Veränderungen implementiert werden.

Ich nenne es das *Buckelwalprinzip* (vgl. Abbildung 7), d. h., in der *Startphase* muss der Mitarbeiterin/dem Mitarbeiter möglichst detailliert der Arbeitsumfang erläutert werden. Sie/er muss auf die *Arbeitsverdichtungsphase* vorbereitet werden. Seitens der Führungskraft ist hier genau zu überdenken, welche Beeinträchtigungen dies für das Tagesgeschäft bedeutet. Wie können z. B. Mitarbeitende freigestellt werden, gibt es Mehrstundenregelungen etc.?

Nur mit der nötigen Transparenz sind die Mitarbeitenden bereit, diesen schwierigen und je nach Umfang der Veränderung zeitintensiven Prozess mitzutragen. Erst in der *Endphase* wird dann erkennbar, dass durch Festigung bzw. Standardisierung der implementierten Prozesse der tatsächliche Arbeitsaufwand unter das Durchschnittslevel fällt. Haben Mitarbeitende diesen Prozess so miterlebt, werden sie auch bereit sein, sich an erneuten Veränderungsprozessen aktiv zu beteiligen.

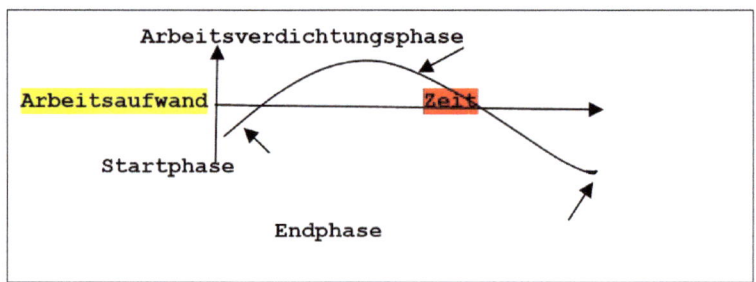

Abbildung 7: Buckelwalprinzip

Quelle: Eigene Darstellung

Am Ende sollte die Philosophie der „Gemeinsamkeit" stehen – der viel strapazierte, aber noch immer gültige Slogan „Gemeinsam sind wir stark"; weg vom Top-down–Prinzip hin zum Bottom-up-Prinzip. Ode, wie Laotse es sagte: *„Wer Menschen führen will, muss hinter ihnen gehen."*

4.3 „Visionen und Strategien entwickeln" (Kotter)

Schauen Sie sich ihr Leitbild an! Wann haben Sie es das letzte Mal gelesen, verinnerlicht? Als die MDK-Prüfung heranrückte? Wurde es da den Mitarbeitenden „in die Hand gedrückt" mit dem Hinweis: „Lest es mal!"?

Leitbilder sollen Visionen erzeugen, sollen motivieren.

→Kann das unser Leitbild noch?

→Ist es noch zeitgemäß?

→Spiegelt es unsere Werte wider?

→Wie motiviert sind denn die Mitarbeitenden?

→Wie sieht die Qualität unserer Mitarbeiterführung aus?

→Ist diese angetan, Visionen anzuregen, oder eher das Gegenteil?

Ich muss an eine Episode aus meiner Klinikzeit denken. Unsere damalige Oberschwester war ein wandelndes Beispiel dafür, wie Personalführung NICHT sein sollte. (Danke, Schwester Ch., für diese einmaligen Erfahrungen. Sie haben mein Leben ungemein bereichert)!

Meine Kollegin kam am ersten Tag von ihrem Italienurlaub zurück, braun gebrannt. Noch ganz hin- und hergerissen von den Erlebnissen, lief sie summend über den Flur, sehr zur Freude unserer Klientinnen und Klienten.

Dann kam besagte Oberschwester, die schnippisch fragte: „Na, wieder da?"

Meine Kollegin bremste im Lauf ab, lächelte verträumt und erwiderte: „Es war so toll, und ich habe mich so gut erholt! Schade, dass es schon wieder nach Hause ging."

Mit einem finsteren Blick erwiderte Sr. Ch.: „Na, wären Sie doch dortgeblieben." Sie drehte sich auf dem Absatz um und ließ meine Kollegin stehen. Das nenne ich doch Mitarbeitermotivation …!

Das prägte natürlich die gesamte Atmosphäre im Pflegebereich. Ebenso ging es beim Thema Dienstplan-Gestaltung. Flexibilität war weitgehend ein Fremdwort.

In den letzten Jahren meiner stationären Tätigkeit reduzierte ich meine Arbeitszeit erst auf 30, dann 20 und schließlich auf 16 Wochenstunden und das fast ausschließlich im Nachtdienst. Da ich neben Studium und Krankenhaus auch schon unterrichtete, wollte ich einen bestimmten Rhythmus in meine Tätigkeit bekommen – alle vierzehn Tage drei oder vier Nächte am **Wochenende,** in der Urlaubszeit (für mich ja auch Semesterferien) dann ein paar Nächte mehr. Keine Chance!

Was in den USA und Kanada als „typisch deutsches Problem" gesehen wird, weil dort ja viele Menschen mehrere Jobs unter einen Hut bekommen müssen, ist bei uns undenkbar. Eine Kongressteilnehmerin fragte mich, ob es in Deutschland wirklich so sei, dass man sich seine Arbeitszeit nicht aussuchen könne. Ich erwiderte, ich müsse so kommen, wie ich gebraucht würde. Und damit waren meine gesamten Pläne immer so eine Zitterpartie zwischen „Es wird schon klappen!" und „Lass bitte nichts dazwischenkommen …"

Nun, das hat mich zumindest dazu befähigt, auch unter hohem Druck noch gut arbeiten zu können. Hier sehe ich ein generelles Problem, das im Pflegebereich vorherrscht: auf der einen Seite ein zunehmender Mangel an Fachkräften, auf der anderen Seite das Festhalten an alten Strukturen. Über alldem begegnen wir Slogans wie „Work-Life-Balance" etc., aber was tun die Organisationen denn wirklich?

Natürlich haben wir es in den meisten Pflegebereichen mit einer 24-Stunden-Versorgung unserer Klientel zu tun. Einige Leitungskräfte werden sagen, dass nun mal nicht jeder von 7.00 bis 14.00 Uhr arbeiten könne, worauf ich erwidere: „Ja, will das denn jeder wirklich?"

Aus meiner Zeit als Stationsschwester kann ich sagen, dass mit mir unterschiedliche Mitarbeitende mit unterschiedlichen Biorhythmen arbeiteten. Ich hatte eine Kollegin, die gern 4.00 Uhr morgens begonnen hätte, sie war immer diejenige, die, ohne zu murren, an Neujahr zum Frühdienst kam. Auch sehr junge Kolleginnen waren in unserem Team, die oft auf die „Piste" gegangen sind. Sie waren am Wochenende gerne im Spätdienst, denn das hieß ausschlafen, und nach 22.00 Uhr ging das Feiern wieder los …

Manche Kolleginnen konnten nur vier, maximal fünf Spätdienste verkraften, anderen machten sieben Dienste am Stück nichts aus. Wieder andere Kolleginnen arbeiteten sehr gerne zusammen, bei anderen war Stress vorprogrammiert. Eine Kollegin, alleinerziehend, musste früh ihr Kind in den Kindergarten bringen und konnte ihren Dienst nicht um 6.00 Uhr antreten. Auch das war für uns kein Problem: Sie begann ihre Arbeit eine halbe Stunde später und arbeitete eine halbe Stunde länger. So konnte sie den Spätdienst noch etwas entlasten.

Es ist doch immer die Frage, wie solche Dinge gehandhabt und kommuniziert werden. Im Mittelpunkt steht ohne Zweifel die Versorgung unserer Klientel, aber die Qualität leidet extrem, wenn ich das mit demotiviertem, überfordertem Personal tue, nur weil ich an alten Strukturen („Das haben wir schon immer so gemacht!") festhalte.

Der Auszubildende

Wie ist die Lage der Auszubildenden? Das kann man so pauschal nicht sagen. Ich kenne viele gute Beispiele, Einrichtungen, die durch eine gezielt gute Ausbildung gute Fachkräfte für ihr Pflegeunternehmen gewinnen.

Oftmals werde ich gefragt: „Wie können wir denn Auszubildende erst einmal in unser Unternehmen bekommen?" Da sind wir schon bei der Wurzel des Übels. Jahrelang gab es einen Überschuss an Pflegefachkräften, dem Umstand Rechnung tragend, dass Krankenhäuser zwar ausbildeten, aber in der Regel nur einen geringen Teil der examinierten Fachkräfte selbst übernommen haben. Damit wurde der Markt ständig mit gut ausgebildeten Fachkräften geradezu überflutet. Viele Unternehmen des ambulanten Bereiches sahen keine oder nur eine geringe Notwendigkeit, selbst auszubilden. Auch stationäre Pflegeeinrichtungen profitierten von diesem Trend.

Nun hat sich die Situation geändert. Auch in den Krankenhäusern ist der demografische Wandel spürbar. Klassen werden nicht mehr voll. Viele der ausgebildeten Gesundheits- und Krankenpfleger/-innen gehen entweder in die eigenen Krankenhäuser oder in andere Kliniken. Ihr Interesse an stationärer oder ambulanter Pflege ist, bis auf einige spezielle Fachbereiche wie außerklinische Intensivbetreuung usw., relativ gering. Das sehe ich nicht als problematisch, denn schließlich hat man diesen Bereich ja in der Regel gewählt, um auch anschließend klinisch tätig zu sein. Somit bleibt die Frage: Woher sollen wir Auszubildende nehmen? Der Markt ist nicht gerade gefüllt mit *geeigneten* Bewerberinnen und Bewerbern. Selbst wenn dann und wann politisch sehr streitbare Impulse die Presselandschaft füllen: „Prosituierte und Schleckerfrauen in die Pflege" (wie in der Einleitung bereits erwähnt) – solche Diskussionen regen sicher nicht dazu an, diesen Beruf attraktiver zu machen, eher das Gegenteil. Es wird transportiert: „Wenn gar nichts mehr funktioniert, geh in die Pflege.“

Hier zu nennen sind auch die (teilweise inzwischen ad absurdum geführten) Diskussionen um tschechische und polnische Pflegekräfte, die zu uns kommen. Nachdem dies, bis auf ein paar vereinzelte Fälle, nicht funktioniert hat, kommen chinesische Pflegekräfte.

Die derzeitige Problematik, junge Menschen aus Vietnam im Pflegeberuf auszubilden, wäre sicher eine gute Vorgehensweise, wenn ERST ein Sprachkurs und dann die Ausbildung erfolgen würde. So versucht eine Schule sogenannte „integrierte Klassen“ einzurichten mit dem Resultat, dass einige Schülerinnen und Schüler wechseln, weil sie den Eindruck haben, um die vietnamesischen SchülerInnen werde sich mehr gekümmert als um sie (was logisch ist, da ich ja als Lehrkraft darauf achten muss, dass alle das Lerntempo halten können). Bei Testaten wird dann ein „vorgefertigter“ Fragenkatalog ausgehändigt, und das nennt sich dann Reflexionsgespräch.

Gerade durch solche Praktiken sind Probleme zwischen deutschen und ausländischen Auszubildenden vorprogrammiert. Alles Strohfeuer, die nur vom eigentlichen Thema ablenken, nämlich von der Frage, was wir tun sollen und können, um gute Mitarbeitende zu gewinnen und zu HALTEN! Was bleibt also einem Pflegeunternehmen?

Mein Rat: Werden Sie zum attraktiven Unternehmen für Kundschaft und **Mitarbeitende** und damit auch ein attraktiver Ausbildungsbetrieb. Dank neuer Medien wie Facebook, Twitter etc. sprechen sich unter jungen (und nicht nur jungen!) Menschen Dinge schnell herum, auch: „Wie ist denn dein Ausbildungsbetrieb?" Attraktiv zu sein, bedeutet nicht nur, mit einem bunten Flyer zu werben. Wenn die Realität meilenweit von dem Hochglanzprodukt abweicht, spricht sich das schneller herum, als ein neuer Flyer gedruckt ist.

Dabei geht es schon mit den Bewerberinnen und Bewerbern los. Wir sprechen jeden an, aber wollen wir auch jeden haben? Nehmen wir notgedrungen lieber den berühmten Spatzen in der Hand als die Taube auf dem Dach? Auch das spricht sich schnell herum: „DIE nehmen doch jeden." Qualität sollte auch hier gezielt eingesetzt werden nach dem Motto „Wir sind ein attraktiver Ausbildungsbetrieb, wir bieten dir etwas, aber wir fordern auch etwas".

Was also können und müssen wir bieten?

A. Ausbildungsvergütung

Nun, Geld ist bekanntlich nicht alles und wird im Personalmanagement eingestuft als kurzfristiges Anreizmittel. Aber natürlich schaut ein Auszubildender schon darauf, welche Ausbildungsvergütung er erhält. Hier besteht derzeit nicht nur ein großes Ost-West-Gefälle, sondern auch ein Trägergefälle. Dennoch wäre die logische Konsequenz, dass alle großen Träger keine Probleme haben dürften, da sie eine deutlich bessere Ausbildungsvergütung zahlen. Dies ist aber nicht so. Offenbar ist es nicht immer nur DAS Kriterium, das den Ausschlag für die Entscheidung für einen Ausbildungsplatz gibt.

Meine Empfehlung lautet: Als Pflegeorganisation sollte man sich schon am Markt orientieren, aber finanziell auch gerne noch einen

Spielrahmen aufbauen, der motiviert. Gewisse gute und sehr gute theoretische/praktische Leistungen sollten durch ein transparentes Prämiensystem unterstützt werden, genauso wie besonderes Engagement (zusätzliche Dienste) etc.

B. Praxisanleitung

Meine Diplomarbeit (2007) sowie meine Masterarbeit (2009) beschäftigten sich mit der Thematik Praxisanleitung bzw. mit den Qualitätsaspekten in der Ausbildung. Dazu wurden insgesamt 107 Auszubildende und 78 Praxisanleiter/-innen der gleichen Pflegeorganisationen, in denen die Auszubildenden tätig waren, befragt. Obwohl es sich aufgrund der geringen Stichprobe um keine repräsentative Studie handelte, sind die Ergebnisse doch sehr interessant. Nachfolgend nur zwei Fakten.

Frage 1: Mussten Auszubildende an ihrem **ersten Praktikumstag** Essen reichen bei Patient(inn)en/Bewohner(inne)n mit Schluckstörungen?

Ergebnis: Es schätzten 47,4 % der Praxisanleiter/-innen (n = 78) ein, die Auszubildenden der Altenpflege bei dieser Tätigkeit angeleitet bzw. begleitet zu haben, während bei den Auszubildenden der Altenpflege nur 4,6 % (n = 107) dieser Ansicht waren. Es schätzte kein/-e Praxisanleiter/-in (n = 78) ein, dass die Auszubildenden der Altenpflege am ersten Praktikumstag allein, ohne Einweisung, einer Patientin/einem Patienten bzw. einer Bewohnerin/einem Bewohner mit Schluckstörungen Essen gereicht hätten, während 50,9 % der Auszubildenden der Altenpflege (n = 107) diese Tätigkeit ohne Anleitung verrichtet haben (siehe Abbildungen 8 und 9).

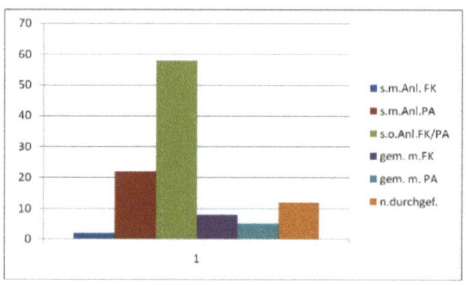

Abbildung 8: Essen reichen bei Patient(inn)en/Bewohner(inne)n
mit Schluckstörungen, Einschätzung der Auszubildenden

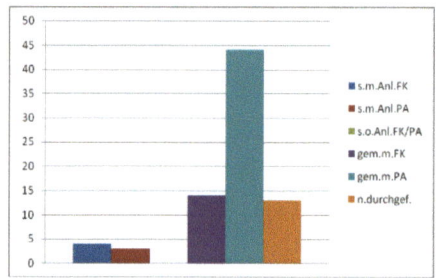

Abbildung 9: Essen reichen bei Patient(inn)en/Bewohner(inne)n
mit Schluckstörungen, Einschätzung der Praxisanleiter/-innen

Frage 2: Mussten Auszubildende an ihrem **ersten Praktikumstag**
Patient(inn)en/Bewohner(innen) lagern?

Ergebnis: Es schätzen 59,6 % der Praxisanleiter (n = 78) ein, die
Auszubildenden der Altenpflege bei dieser Tätigkeit angeleitet
bzw. begleitet zu haben, während bei den Auszubildenden der
Altenpflege nur 16,7 % (n = 107) einschätzten, von den
Praxisanleitern bei dieser Tätigkeit angeleitet/begleitet worden zu
sein. Es schätzte kein Praxisanleiter (n= 78) ein, dass die
Auszubildenden der Altenpflege am ersten Praktikumstag allein,

ohne Einweisung, eine Patientin/einen Patienten bzw. eine Bewohnerin/einen Bewohner gelagert hätten, während 22,2 % der Auszubildenden der Altenpflege (n = 107) angaben, diese Tätigkeit ohne Anleitung verrichtet zu haben (siehe Abbildungen 10 und 11).

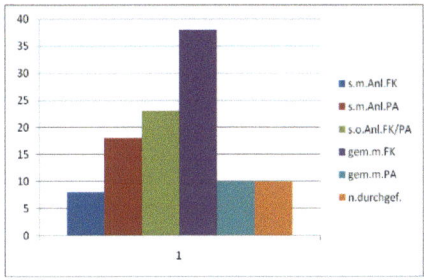

Abbildung 10: Lagern von Patient(inn)en/Bewohner(inne)n, Einschätzung der Auszubildenden

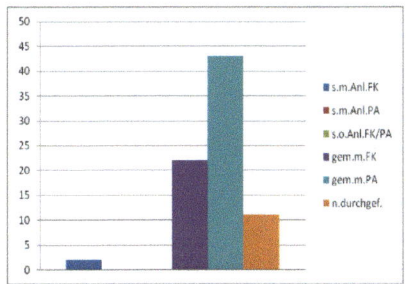

Abbildung 11: Lagern von Patient(inn)en/Bewohner(inne)n, Einschätzung der Praxisanleiter/-innen

Damit konnte in der vorliegenden kleinen Studie nachgewiesen werden, dass die Auszubildenden teilweise am ersten Praktikumstag allein Aufgaben übernehmen mussten, die eine besondere fachliche Qualifikation erfordern.

Bei der nachfolgenden Vorstellung meiner Arbeit auf dem Pflegekongress in Dresden erhielt ich ein geradezu überwältigendes Feedback von Praxisanleiter(inne)n, aber auch von Pflegenden, ehemaligen und gerade in der Ausbildung befindlichen Schülerinnen und Schülern, die in der Diskussion und im anschließenden Gespräch mehrfach ähnliche Erfahrungen schilderten.

Auszubildende werden immer mehr als Arbeitskräfte geplant und eingesetzt. Die Anleitung erfolgt häufig von völlig überforderten Praxisanleiter(inne)n, die ihrerseits einmal hochmotiviert ihr Wissen und Können an Auszubildende weitergeben wollten, in der Tretmühle von Dienst und Überstunden jedoch keine Gelegenheit haben, die ihnen Anvertrauten adäquat zu betreuen.

Es gibt noch immer Pflegeorganisationen, in denen eine Praxisanleiterin/ein -anleiter mehrere Auszubildende betreuen muss, aber keine einzige Stunde für diese Anleitung geplant erhält. Deshalb opfert er am Ende entweder seine (knapp bemessene) Freizeit oder ist froh, wenn die Auszubildenden keine Fragen stellen und *ihr Ding machen.*

Meist handelt es sich um Pflegeorganisationen, die dann den Auszubildenden sagen: „Wenn jemand von der Schule kommt, macht ihr das so, wie ihr's dort gelernt bekommt." Derartige Episoden erlebe ich immer wieder, weil ich mir noch ein bisschen Praxisbetreuung „gerettet" habe. Ich stelle immer wieder fest: Eine bessere Art der Qualitätsüberprüfung gibt es kaum!

Einmal kam ich zu einem angekündigten Testat in eine (größere) Pflegeorganisation. Ein lächelnder Azubi kam auf mich zu, dazu eine völlig außer Atem geratene Fachkraft.

„Ganz schlecht heute, wir haben zwei Kranke, wir müssen das Testat verschieben", rief sie mir schon auf dem Flur entgegen.

Das Lächeln meines Azubis wurde noch breiter und verlosch abrupt, als ich meinen Kittel überstreifte und sagte: „Nun bin ich einmal da, also was ist zu tun?"

Die Fachkraft starrte mich an, also schob ich nach: „Ich bin Krankenschwester, trauen Sie mir das nicht zu?"

Sie nickte nur und deutete auf zwei Zimmer. „Also die wären noch zu machen …"

Ich nickte und nahm meinen Azubi mit. Grundpflege brachten wir ganz gut über die Bühne, wobei er natürlich ständig Angst hatte, einen Fehler zu machen. Bei der Mundpflege kam es zum ersten Eklat: Beide Klienten hatten keine Prothese, ich legte aber Wert darauf, dass Mundspülung und Mundinspektion durchgeführt wurden, was mein Azubi auch tat und mir dann ehrlich sagte: „Das macht sonst hier niemand."

Schließlich ein Verbandswechsel. Ich orientierte mich erst einmal an der ärztlichen Anweisung, die sehr allgemein, nahezu schwammig abgefasst war, dann ließ ich mir den hausinternen Standard bringen. Verbandswechsel mit zwei sterilen Pinzetten … also los! Nach langem Suchen und Fragen war es uns gelungen, im gesamten Haus EINE sterile Pinzette aufzutreiben.

Nachdem ich das (und anderes) mit der Pflegedienstleitung besprochen hatte, erhielt ich nur einen mitleidigen Blick. „Sehen Sie, Frau K., das ist halt der Unterschied zwischen Theorie und Praxis!"

Nein, ist es nicht! DAS sind hausgemachte Probleme, die nichts, aber auch gar nichts mit dem Unterschied zwischen Theorie und Praxis zu tun haben. Das bekommen auch die Auszubildenden mit, die sind schließlich im Qualitätsmanagement geschult.

Also sollte man sich und seiner Organisation solche Pleiten ersparen. Die Auszubildenden sollen nach den hausinternen Standards arbeiten, aber sie müssen sehen, dass auch die anderen Mitarbeitenden es tun. Aussagen, teilweise auch von der Leitung – „Wir haben das hier so stehen, aber das ist halt Theorie" – dürfen nicht hinnehmbar sein.

Clevere Organisationen lassen sich von den jeweiligen Praxisbegleiter(inne)n der Schulen neues Know-how „kostenlos" in ihre Organisation liefern, trotzdem sollte man aber auch kritisch sein. Wenn sich Prozesse in der eigenen Organisation bewährt haben, dann sollten die Mitarbeitenden dazu stehen und die Auszubildenden dabei unterstützen, es immer so zu tun, auch wenn die Praxisbegleiterin/der -begleiter der Schule kommt. Gibt es Differenzen, sollte sich die Leitung der Organisation an die Schule wenden. Dabei bewährt es sich, eine gute Beziehung zu einer Schule zu haben und eine enge Zusammenarbeit zu pflegen. Wer „auf vielen Hochzeiten tanzt", muss sich mit vielen Meinungen auseinandersetzen …

Wer in der Praxis anleitet, sollte über ein festes Zeitvolumen für seine Anleitungen verfügen, die für ihn und die/den Auszubildenden transparent sind. Gut angeleitete und begleitete Auszubildende sind gute künftige Mitarbeiter!

C. Wertschätzung

Wie ich oben bereits ausführte, sollten Auszubildende nicht als vollwertige Pflegekräfte angesehen und eingesetzt werden, hier meist dem Zwang Personalmangel gehorchend. Nicht nur einmal wurde mir von Auszubildende berichtetet, sie seien aus der Schule in die Praxis gekommen, und zwei Mitarbeitende seien sofort zum „Überstunden-Abbau" mit den Worten ins FREI geschickt worden: „Nun ist ja unser Schüler da."

Natürlich fühlen sich manche Auszubildende gerade in einer solchen Situation wertgeschätzt und ÜBERSCHÄTZEN sich. Bei einem Besuch in einer Pflegeorganisation lief ich durch Zufall an einem Wohnbereich vorbei, als ich auf eine Auszubildende (erstes Ausbildungsjahr) traf, links einen Insulinpen in der Hand, rechts zwei Tupfer. Auf meine erstaunte Frage, was sie hier mache, antwortete sie: „Na, Frau S. spritzen!"

Ich nahm sie wieder mit zurück ins Dienstzimmer, drückte einer verdutzten Fachkraft den Pen in die Hand und fragte meine Auszubildende erst einmal über den Diabetes einschließlich Spritzentechnik etc. aus. Das Resultat war, wie zu erwarten, mehr als dürftig: keine theoretischen Kenntnisse.

Anschließend sah ich mich mit einer wütenden, aber, wie sich im Gespräch herausstellte, hoffnungslos überforderten Wohnbereichsleiterin konfrontiert, die mir gegenüber schließlich einräumte, sie sei froh, dass das „Mädel" alles selbstständig mache und nie nachfrage. Sie sei mit ihr allein für 30 Klient(inn)en zuständig.

Natürlich konnte ich mich in diese Situation hineinfinden, mir ging es ähnlich im klinischen Bereich, aber man muss den

Ausbildungsstand berücksichtigen. Wenn man sich davon überzeugt hat, dass der Auszubildende in der Lage ist, eine entsprechende Tätigkeit allein auszuführen, warum nicht? Nur darf es nicht dazu führen, dass jemand, der seine Bedenken anmeldet und eine Tätigkeit aufgrund mangelnder Kenntnisse ablehnt, anderen gegenüber negativ bewertet wird.

Eines noch zum Schluss zum Thema Wertschätzung: Wenn ein Auszubildender zur Prüfung samt Prüfungskommission in eine Nebenkammer ohne Getränke u. ä. „abgeschoben" wird, zeigt das nicht nur dem Auszubildenden, was er der Organisation wert war und ist, es zeigt es auch den anderen Mitarbeitenden! Vorbereitete Materialien waren just zur Prüfung „verschwunden", der Bettenwagen ständig weg („Das ist halt bei uns so") etc. Auch zeugt es von mehr als geringer Wertschätzung, wenn sich für den Ausgang der Prüfung weder die Praxisanleiterin noch die Pflegedienstleitung oder die Geschäftsleitung interessiert, und das nicht nur bei einem Auszubildenden (im Übrigen eine Pflegeorganisation, die Auszubildende stark mit tollem Slogan und Flyern umwirbt)!

Als wertschätzend erlebte ich in mehreren Pflegeorganisationen (kleine und große Unternehmen) hübsch gestaltete Räume, Getränke und vor allem Zuwendung der Mitarbeitenden, vom kleinen Zettel auf dem Bettenwagen –„Viel Glück, Du schaffst das! ☺" –, bis hin zum Blumenstrauß und Präsent durch die Leitung. Das wirkt nach und ist ein besseres Marketinginstrument als ein teurer, viel versprechender und wenig haltender Flyer!

4.4 „Die Visionen des Wandels kommunizieren" (Kotter)

Wie kommen die Visionen und das Leitbild im Herzen der Mitarbeitenden an? Wenn ich Veränderungen erreichen will, muss ich die Herzen der Mitarbeitenden erreichen? Klingt das zu gefühlsbetont und emotional, fast etwas kitschig? Sicher, vielleicht, aber Visionen und Ideale werden nun mal nicht nur auf rein rationaler Ebene kommuniziert.

Zu diesem Thema erinnere mich gerne an eine sehr schöne Episode. Im PDL-Unterricht erläuterte ich die Management-systeme, hier unter anderen die Prinzipien, die zur Durchsetzung von Veränderungen notwendig sind. Eine der Teilnehmerinnen fand den Satz *Ich bin Mitglied eines Teams – wir gewinnen oder scheitern gemeinsam!* sehr schön und beschloss, ihn im Dienstzimmer ihrer Pflegeorganisation aufzuhängen.

Nach ein paar Wochen berichtet sie, zwei Mitarbeiterinnen hätten einen dienstlichen Disput ausgetragen, wobei eine wutentbrannt den Spruch von der Wand gerissen und ihn der anderen Kollegin unter die Nase gehalten und gesagt habe: „Hast du das gelesen? Hast du das überhaupt kapiert?"

Leider hat der Zettel die Attacke nicht „überlebt", aber die Leiterin war begeistert, was dieser Spruch bei den Mitarbeitenden ausgelöst hatte. Im Nachhinein war nämlich viel diskutiert worden über Team, Teamfindung etc.

An diesem Beispiel zeigt sich für mich sehr gut, dass gerade in unserem Bereich sehr vieles auf einer emotionalen Ebene läuft, was es nicht zu unterschätzen gilt.

4.5 „Mitarbeiter auf breiter Basis befähigen" (Kotter)

Strukturen sind gewachsen und lassen sich nur schwierig durchbrechen. Die akademisierte Registered Nurse bzw. Master in

Science of Nursing in den USA und Kanada hat ihr klar abgegrenztes Aufgabengebiet, Weisungsbefugnisse und Kompetenzen. Sehen wir uns das Szenario in Deutschland an, sind die abgegrenzten Aufgabengebiete in der Pflege schlichtweg ein Witz. Es gibt wohl selten eine Berufsgruppe in Deutschland, die damit vergleichbar wäre.

Ein Beispiel aus meiner eigenen Berufslaufbahn sei mir wiederum gestattet: Ich arbeitete als wirklich gut bezahlte Fachkrankenschwester im örtlichen Kreiskrankenhaus, mit den entsprechenden Dienstjahren und Altersjahren. Ich verbrachte STUNDEN damit, Befunde abzuheften, Klient(inn)en durchs Gelände zum EKG/Röntgen zu schieben, Verstorbene in die Prosektur zu bringen (außer als die damalige Gesundheitsministerin im Hause weilte, da war es uns nicht gestattet, „öffentlich" die Verstorbenen über den Hof zu fahren!), früh und abends Schnitten zu belegen, Tee einzugießen, damit die „Servicehostessen" diesen dann zum Patienten bringen konnten, usw. Meine Tätigkeiten bestanden zu mehr als der Hälfte aus Hilfstätigkeiten, für die man sogar ungelernte Kräfte rekrutieren könnte.

Dies ist kein Einzelfall. Erst kürzlich erlebte ich, wie eine FACHKRAFT nach einem Klientenbad eine halbe Stunde das Bad desinfizierte, aufräumte, wischte und lüftete. Auf meine Frage, ob das hier so üblich sei, erfolgte ein erstauntes „Natürlich, wer soll's denn sonst machen?"

Ich möchte richtig verstanden werden: Alle diese Tätigkeiten sind wichtig, um die Rundumversorgung für die Klient(inn)en zu sichern, aber sind DAS Aufgaben für eine Pflegefachkraft? Vielleicht sollte so mancher Betreiber einer Pflegeorganisation in eine Arbeitszeitanalyse investieren und dabei eine strikte Trennung zwischen den einzelnen Aufgaben herausarbeiten lassen und das einmal in Zahlen umlegen.

Im Jahr 2012 ist mir in der Zeitschrift „Die Schwester/Der Pfleger 07/12" ein Bild ins Auge gestochen, das für mich die Situation mehr als deutlich machte. Es zeigte ein Pferd mit einer Schwesternhaube vor einen Pflug gespannt, der von einem Mann (Patient) im Krankenhausnachthemd gelenkt wurde. Das Bild titelte: „Hochqualifizierte Pflegende werden weiterhin mit trivialen Arbeiten beschäftigt. Das ist so, als würde man wertvolle Araberpferde vor Pflüge spannen."

Dabei müssen wir uns natürlich immer wieder fragen, warum das bei uns so fürchterlich schief läuft. Ich glaube nicht, dass ich eine zufriedenstellende Antwort geben kann, aber ich möchte ein paar (mögliche) Faktoren als Thesen aufwerfen.

Keine klare Abgrenzung der Kompetenzen in der Pflege

Hier haben wir es mit der „Mädchen-für-alles-Mentalität" zu tun. Jede andere Berufsgruppe grenzt sich klar ab, ganz gleich, ob ärztlicher Dienst, Ergotherapie, Physiotherapie etc. In der Pflege ist das anders. Fehlen Befunde? WIR holen sie! Ein Klient muss von A nach B, aber kein Transport frei? Machen WIR! Abendbrot vorbereiten? Machen WIR!

Erschütternd finde ich hier immer wieder die Selbstverständlichkeit. Genau das ist es, womit jeder Arbeitgeber rechnet – der altruistische Ansatz „Wir tun es doch für unsere Klienten". Das mag momentan eine (noch) lukrative Grundeinstellung für die meisten Arbeitgeber sein, doch in ein paar Jahren werden eben diese vor den Trümmern ihrer Einstellungen stehen, denn wenn dann die **noch** vorhandenen Fachkräfte nicht ökonomisch eingesetzt werden, wird es neben einem dramatischen Qualitätsverlust zu einer Unterversorgungslage kommen bis hin zur Schließung von Pflegeorganisationen. Grund wird dann nicht ein Mangel an Klient(inn)en, sondern an gut ausgebildetem Fachpersonal sein.

Inzwischen ist diese Situation schon eingetreten: Wohnbereiche werden geschlossen, weil Fachpersonal fehlt. Meist kleinere ambulante Dienste müssen schließen oder mit größeren fusionieren, aus selbigen Gründen. Kurzum, das Morgen ist schon da; und das ist die Spitze des Eisberges! Daher sollte umgehend in den Pflegeorganisationen eine gründliche Analyse erfolgen mit dem Ziel zu ergründen, was in welchen Kompetenzbereich fällt. Erst danach kann damit begonnen werden, einen Prozess der Veränderungen einzuleiten. Ich betone hier „Prozess", denn mit einer Dienstanweisung „Wer macht ab morgen was?" ist es nicht getan. Der Prozess muss von allen mitgetragen und mitverantwortet werden (siehe auch mein letztes Kapitel).

Hier muss natürlich noch die derzeitige, vom Gesetzgeber geforderte Fachkraftquote erwähnt werden. Pro und Contra werden in Fachzeitschriften immer wieder einmal diskutiert. Die Verfechter der Fachkraftquote sehen die immense Gefahr einer Qualitätsverschlechterung, die „Gegner" weisen auf den latenten Fachkräftemangel hin, der irgendwann diese Quote ad absurdum führen werde. Man muss und sollte beiden Parteien zugestehen, dass ihre Argumentation richtig ist: Wir werden in den kommenden Jahren und Jahrzehnten nicht mehr genügend Fachkräfte zur Verfügung haben, die qualitativ hochwertig ausgebildet sind, das fachliche Know-how haben und damit den

Anforderungen an ein modernes Gesundheits- und Sozialwesen genügen werden.

Zum anderen sind die Befürchtungen eines schleichenden Qualitätsverlusts nicht zu ignorieren, aber dieser hat auch unter den jetzigen Bedingungen bereits eingesetzt! Es wäre wirklich Zeit, hochqualifizierten Fachkräften Zeit und Möglichkeiten einzuräumen, ihren eigentlichen Aufgaben nachzukommen und den Sektor der gut ausgebildeten Pflegekräfte in Verbindung mit Servicekräften zu stärken. Daher wäre ein Absenken der Fachkraftquote durchaus zu überlegen, aber vor dem Hintergrund oben genannter Forderungen.

Sehr schlechtes Image sogenannter Hilfstätigkeiten

Eingangs möchte ich klarstellen, dass ich eigentlich die für mich mit einer negativen Assoziation verbundene Bezeichnung „PflegeHILFSkraft" ablehne, sie ist meines Erachtens längst überholt und sollte in dieser Form nicht mehr angewandt werden. Die Bezeichnung „Pflegekraft" in Abgrenzung zur „Pflegefachkraft" wäre doch völlig in Ordnung. Nebenher gibt es sicher noch „Servicekraft" und weitere Bezeichnungen.

In einer Einrichtung erhielt ich auf eine Frage die Antwort: „Keine Ahnung, ich bin doch hier NUR die Hilfskraft." Dabei sind es gerade diese „Hilfskräfte", die sich (leider oft im Unterschied zu den Fachkräften) sehr intensiv um das Aneignen von Wissen bemühen.

Vor Jahren hielt ich eine Weiterbildung zu Prophylaxen im Pflegebereich, ausschließlich für „Pflegehilfskräfte". Alle Anwesenden waren hervorragend vorbereitet, hatten Materialien mitgebracht, fragten nach, gaben Erfahrungswissen in die Runde und waren acht Stunden lang fokussiert und interessiert. Problematisch gestaltet sich häufig die Zusammenarbeit Pflegefach-/Pflege(hilfs)kräfte, einmal wegen des angesprochenen Imageschadens von Hilfstätigkeiten, aber auch wegen des Umkehrschlusses „*Die* (Pflegefachkräfte) *sitzen nur im Büro* und schreiben, und wir *rennen uns die Füße ab.*"

Erst kürzlich hatte ich wieder eine Diskussion in einer PDL-Klasse. Die Kollegin sagte, man verstehe sich als Team, und es könne nicht sein, dass Pflegekräfte nur waschen müssten und die Pflegefachkräfte nur dokumentierten. Dies zeigt ganz deutlich wie diese Prozesse in Deutschland verschoben sind und wie sie falsch interpretiert werden. Die Grundpflege, Prophylaxen etc. sind sehr verantwortungsvolle Tätigkeiten, die angeleitet und begleitet werden müssen, **das** ist FACHKRAFT-Aufgabe! Die Ausführung liegt in der Hand der Pflegekraft! Hier sind vielfach sehr kompetente und erfahrene Pflegekräfte im Einsatz, die ihrerseits viel von ihrer Erfahrung weitergeben können.

Assessmenterhebungen, Beratungen, behandlungspflegerische Tätigkeiten etc. sowie der Großteil der Dokumentation liegen in der Hand der Pflege**fach**kraft. Warum soll diese eine Doppelbelastung tragen und was hat das mit einem guten Team zu tun? Ein gutes Team im Pflegeprozess besteht für mich aus klarer Kompetenzabgrenzung, aber einem laufenden Informationsfluss und einer hohen Wertschätzung für JEDE Tätigkeit und JEDE Mitarbeiterin/JEDEN Mitarbeiter!

Kernkompetenzen der Pflegefachkräfte herausarbeiten

Gut ausgebildetes Personal zu bekommen, wird in den nächsten Jahren, gerade vor dem Hintergrund des demografischen Wandels, für alle Pflegeorganisationen schwierig werden. Der Pflegereport der Bertelsmann Stiftung prognostiziert, dass die Zahl der Pflegebedürftigen bis 2030 um 50 Prozent steigen wird. Zugleich nimmt die Zahl derjenigen ab, die in der Pflege arbeiten. Demnach werden fast 500 000 Vollzeitkräfte in der Pflege fehlen, wenn sich die derzeitigen Trends fortsetzen (vgl. Bertelsmann Stiftung – Pflegereport 2030).

Viele Initiativen wurden bisher gestartet und liefen ins Leere, wie ich auch weiter oben versuchte auszuführen. Was also tun? Gezieltes Herausarbeiten der Kernkompetenzen der Mitarbeitenden bedeutet für die Leitung zuerst, diese Menschen zu kennen. Es gibt Mitarbeitende, die, wie oben erwähnt, auch aus Angst vor Mehrarbeit ihre Fähigkeiten, Fertigkeiten, ja sogar erlangte Qualifikationen verschweigen. Dies ist nachvollziehbar, denn bei einem Arbeitspensum, das kaum Zeit für Freiraum lässt, bei ständigem „Einspringen" im (Dauer-)Krankheitsfall und einem damit aufgeheizten Betriebsklima wird niemand, auch der engagierteste Mitarbeiter, zusätzliche Aufgaben übernehmen wollen … und auch können.

4.6 „Schnelle Erfolge erzielen" (Kotter)

„Irgendwann machen wir das schon …", das ist genauso demotivierend wie „regelmäßig" (regelmäßig ist schließlich auch Weihnachten …). Gute Qualität hängt von guter Planung ab, aber nicht nur gute, vor allem auch eine realistische Planung ist notwendig. Übereifer kann eher hemmend als verändernd wirken. Werden zum Beispiel bei einer Qualitätsüberprüfung jeder Art

(MDK, Hygiene etc.) mehrere Mängel sichtbar, geschieht es oft, dass in einem plötzlich einsetzenden Aktionismus seitens der Leitung verlangt wird, umgehend ALLE Mängel zu beseitigen, was zwar theoretisch möglich wäre, aber die Gefahr von Chaos bzw. Halbherzigkeit im Detail in sich birgt. Zu viele „Baustellen" wirken zwar sehr arbeitseifrig, stiften aber Verwirrung unter den Mitarbeitenden und verbessern keinesfalls die Situation, im Gegenteil: Sie führen zu Unsicherheiten und sogar Ablehnung.

Immer wieder höre ich in Gesprächen von Mitarbeitenden: „Wir haben es zwar nicht verstanden, aber wir machen es so, weil wir es müssen." Keine gute Ausgangsbasis für Veränderungs-prozesse! Wichtig ist deshalb eine realistische Planung mit einem genauen Zeitfenster. Dieses muss für alle beteiligten Mitarbeitenden transparent sein. Das bedeutet für die Leitungskraft auch die Aufgabe der Kontrolle.

Ein Beispiel aus der Praxis: In einer Pflegeorganisation wurde zur MDK-Qualitätsprüfung die Führung der Dokumentation, besonders zum Pflegeplanungsprozess, als ungenügend gewertet. Daraufhin wurden in einer eilends einberufenen Teamversammlung die Mitarbeitenden erst einmal (ich zitiere eine Kollegin wörtlich) „rund gemacht", dann terminlich zeitnah verpflichtet, die Dokumentationen dahin gehend zu optimieren, dass sie den gültigen Qualitätsansprüchen genüge. Das Datum der Fertigstellung wurde klar definiert.

Alle Mitarbeitenden waren weit über ihre Arbeitszeit hinweg beschäftigt, diese Mängel abzustellen. Der definierte Termin kam heran, aber es erfolgte keine Kontrolle durch die Leitung. In der Hoffnung, noch einen Tag mehr Zeit zu haben, wurde alles Nachgearbeitete nochmals kontrolliert. Auch am nächsten Tag kam keine Kontrolle. Die Leitungskraft hielt es einfach nicht für nötig, selbst den mit viel Druck aufgebauten Termin einzuhalten. Die Mitarbeiter waren schlichtweg enttäuscht und verärgert und äußerten, ganz gleich, was wieder geschehe, dieses „Theater" würden sie nicht mehr mitmachen.

Ein eindeutiger Führungsmangel, denn Mitarbeitende erwarten Feedback, nicht nur negative Kritik, sondern auch Lob für eine Leistung. Hier war zwar die Kritik erfolgt, aber keine Kontrolle, kein Feedback und natürlich auch kein Lob.

Durch Kontinuität, Transparenz und gute Feedback**kultur** lassen sich in den Organisationen bessere Erfolge erzielen. Kultur deshalb, weil eine solche Veränderung des Miteinanders wachsen muss, sie muss gepflegt werden und kann nicht per „Dienstanweisung" implementiert werden. Der Ruhm eines „schnellen" Erfolges kann ein vermeintlich guter Erfolg sein. Wird dieser aber nicht vom gesamten Team getragen, wird er schnell verblassen. „Schnell" ist immer subjektiv und wird natürlich durch terminliche Verpflichtungen unterlegt, daher können schnelle Erfolge durchaus errungen werden, wenn die Kultur stimmt.

4.7 „Erfolge konsolidieren und weitere Veränderungen einleiten"(Kotter)

GESCHAFFT! Vielfach sind wir froh, wenn ein Projekt wieder „vom Tisch ist", wir zum Tagesgeschäft zurückkehren können, es wieder in geruhsamen Gewässern läuft. Hektische Zeiten, wie sie just vor jeder Art der Qualitätsprüfung ausbrechen, werden im Anschluss an diese mit einem „Gott sei Dank vorbei!" kommentiert.

Als Pragmatikerin pflege ich da (ganz QM-typisch) zu sagen: „Nach der MDK-Prüfung ist **vor** der MDK-Prüfung", ein Satz, der mir bei Weitem nicht immer Freunde einbringt! Natürlich soll der erfolgreiche Abschluss eines Projektes, einer Qualitätsprüfung etc. entsprechend gefeiert werden, denn es ist der Verdienst ALLER Mitarbeitenden, ganz gleich, in welcher Form sie zum Gelingen beigetragen haben. Leider wird das oft vergessen.

Gestatten Sie mir dazu wieder ein Beispiel aus meiner eigenen Erfahrung. Unsere Klinik wurde zertifiziert. Ein riesiger Aufwand wurde betrieben an finanziellen Mitteln und Personalressourcen. Die meisten Schritte waren für die Mitarbeitenden vor Ort nur schwierig nachvollziehbar. Es machte sich auch niemand die Mühe der Erläuterungen. Viele Mitarbeitenden, die den QM-Gedanken nicht verinnerlicht hatten, blieben logischerweise auf der Strecke. Es wurde das „große Ziel" vielfach mit Dienstanweisungen und Pflichtveranstaltungen, auf deren Abwesenheit mit Konsequenzen (Abmahnungen etc.) reagiert wurde, durchgesetzt. So saßen viele Mitarbeitende bei den sogenannten „Pflichtweiterbildungen", die unglücklicherweise immer in der Zeit des „Mittagstiefs" gegen 13.00 Uhr begannen, und waren innerhalb von Minuten in „Morpheus' Arme" geglitten. Schließlich führte das in der Summe zu einer Zwei-Parteien-Stimmung: Die einen waren von der Notwendigkeit der Zertifizierung (aus den unterschiedlichsten Gründen) überzeugt und leisteten einen aktiven Beitrag, die andere, weitaus größere Gruppe blieb passiv bis hin zu Bemerkungen wie „Na, das ist ja EURE Zertifizierung". Unser deutlich erhöhter Arbeitsaufwand wurde skeptisch belächelt, und diese Skeptiker behielten letztendlich recht. Wir, die wir motiviert waren zu zeigen, dass wir Veränderungen herbeiführen können, dass wir auch unter einem erhöhten Arbeitsaufwand arbeiten können, wenn sich für uns eine Qualitätsverbesserung abzeichnet, wurden **nach** erfolgreicher Zertifizierung schlicht … vergessen.

Die Geschäftsleitung feierte sich frenetisch, in der Presse würde lobgehudelt, und wir? Wir erhielten nicht einmal ein schlichtes Dankeschön. So waren wir nicht nur dem Spott der Skeptiker ausgesetzt, nein, nachdem wir zum großen Teil wieder in alte Strukturen zurückgefallen waren (schließlich war das „Kasperletheater" – Zitat einer Kollegin – vorbei), war bei vielen der Qualitätsgedanke jäh zum Erliegen gekommen mit der Quintessenz, dass viele Kolleg(inn)en für sich selbst festlegten: „Bei der Rezertifizierung ohne mich!" Ein, zugegeben, negatives, aber realistisches Beispiel, wie ich Mitarbeiter auf dem Weg zu Verbesserungen elementar vor dem Kopf stoßen kann.

4.8 „Veränderungen in der Unternehmenskultur verankern" (Kotter)

Da haben wir sie also wieder – die Unternehmenskultur! Ein nicht zu unterschätzender Fakt. Veränderungen, die oft mit viel Aufwand und Kraft in ein Unternehmen implementiert wurden, müssen gelebt werden, transparent und sichtbar für alle Mitarbeitenden. Dazu gehört es, aus welchen Gründen auch immer, nicht wieder in den „alten Trott" zurückzufallen. Geschieht dies, werden diese Veränderungen obsolet, und es ist ein (negatives) Zeichen für alle beteiligten Mitarbeitenden, dass sich Aufwand und Kraftanstrengung nicht gelohnt haben. Ja, es spielt der geringen Gruppe der Untergrundkämpfer im Unternehmen in die Hand, die von Anbeginn unkten, dass diese Veränderungen nichts brächten, und sie mehr oder weniger aktiv bekämpften. Hier ist es Sache der Leitung, beispielgebend voranzugehen.

Leider habe ich in der Praxis gerade von dieser Seite aus das „Einknicken" öfter erlebt. Gründe sehe ich dabei in zwei Aspekten:

Aspekt 1: Eine Veränderung bringt nicht schnellstens den Erfolg, der erwartet wurde. Statt mit einer Analyse das „Warum" zu hinterfragen und ggf. leichte Veränderungen vorzunehmen, wird oft der gesamte Prozess gestoppt und ad acta gelegt.

Aspekt 2: Es ist der Leitung nicht gelungen, während der Veränderungsphase die Gruppe der „Driving Forces" zu stärken, die „Restraining Forces" haben den Veränderungen entgegengewirkt. Damit hat sich das Gleichgewicht nicht, wie Levin es bei Veränderungen beschreibt, zugunsten der „Driving Forces" verschoben, sondern genau in die andere Richtung. Damit sind Veränderungen in jedem Stadium blockiert und können deshalb auch nicht gefestigt und verankert werden.

Beide Aspekte führen dazu, wie bereits erwähnt, dass Veränderungen als Mehraufwand und im Ergebnis enttäuschend und als überflüssig erlebt werden.

5 Fazit

Was können wir tun? Ja, genau, das ist die richtige Frage. Was können **WIR** tun? Wir, das sind alle in der Pflege Tätigen. Unsere Lobby ist nicht groß, aber wir sind es. „Pflege am Boden", eine Aktion, die mich keineswegs glücklich machte. Nein, wir sind nicht am Boden! Es sind strukturelle Faktoren, die Berufsunzufriedenheit, Abwanderung und/oder Resignation begünstigen, aber nicht ausschließlich. Mehr Geld, mehr Personal werden nicht ad hoc das Problem lösen!

Dazu gehört vielmehr, neben den zweifellos dringend notwendigen Veränderungen struktureller Faktoren, die Veränderungen in der Personalführung. Flache Hierarchien, Wertschätzung der einzelnen Mitarbeiterin/des einzelnen Mitarbeiters, Erkennen der individuellen Ressourcen und unbedingte Transparenz bei unternehmerischen Entscheidungen im Kleinen und im Großen müssen in alle Pflegeunternehmen implementiert und gelebt werden!

Es wird auf dem Arbeitsmarkt nicht mehr Pflegekräfte geben, aller politischeren Polemik zum Trotz. Der Fachkräftemangel wird sich noch verschärfen, der Kampf um (gute) Mitarbeitende auch. Daher sollten wir pfleglich mit den Mitarbeitenden umgehen, die dem Unternehmen treu sind. In all dem Aktionismus werden sie oft vergessen – DIE waren halt schon immer da! Ja, waren sie, aber werden sie auch bleiben?

Ich kann Ihnen nur empfehlen, sie zu halten, ihnen klar zu machen, wie wichtig sie für das Unternehmen sind! Zufriedene, wertgeschätzte Mitarbeitende wechseln nicht so leicht in ein anderes Unternehmen; wer hingegen unzufrieden ist, oftmals nicht als Individuum wahrgenommen wird, sehr wohl.

Es gibt Unternehmen, die noch immer mit der „Trägheit" der Mitarbeiter rechnen, nach dem Motto „die bleiben schon". Irrtum! Auch diese werden gehen, vielleicht nicht heute, vielleicht nicht morgen, aber sicher übermorgen!

Immer wieder hörte und höre ich aus Leitungsebenen: „ES GEHT NICHT, WIR KÖNNEN NICHT, WIR WÜRDEN JA … Aber die Mitarbeiter wollen ja nicht …"

Ich sage: „Tun Sie es, beziehen Sie Ihre Mitarbeiter(innen) ein, geben Sie ihnen Raum, lassen Sie sie (mit-)entscheiden! Vielleicht gibt es den einen, der nicht will, aber die anderen, sie wollen!"

Wer etwas will, findet Wege. Wer etwas nicht will, findet Gründe. (Sprichwort)

Quellen

Ärztliches Zentrum für Qualität in der Medizin (gemeinsames Institut von BÄK und KBV) (2015): Fehlertheorie. Online verfügbar   unter https://www.aezq.de/patientensicherheit/fehlertheorie/#4, Aufruf am 10.05.2019

Bertelsmann Stiftung (Hrsg.) (2012): Themenreport „Pflege 2030". Online verfügbar unter www.bertelsmann-stiftung.de/de/unsere-projekte/pflege-vor-ort/projektthemen/pflegereport-2030/, Aufruf am 04.02.2018

Bundesministerium des Innern/Bundesverwaltungsamt (2018): Ursache-Wirkungs-Diagramm, in: Handbuch für Organisations-untersuchungen und Personalbedarfsermittlung. Online verfügbar unter   https://www.orghandbuch.de/OHB/DE/Organisa tionshandbuch/6_MethodenTechniken/63_Analysetechniken/ 632_Ursache-Wirkungs-Diagramm/ursache-wirkungs-diagramm -node.html

Doppler, K, & Lauterbach, C. (2008) Changemanagement: den Unternehmenswandel gestalten. Campusverlag

Kienbaum Management Consultants GmbH (Hrsg.) (2012): Change. Points of View. Change-Management-Studie 2011–12

Kotter, J. (2006): Das Pinguinprinzip. München: Roemer

Kotter, J. (2011): Leading Change. München: Franz Vahlen

Kring, F. (WEKA MEDIA GmbH & Co. KG). (2019): PCDA-Zyklus Qualitätsmanagement. Online verfügbar unter https://w ww.weka-manager-ce.de/betriebsanleitung/qualitaetsmanage

ment-technische-dokumentation/attachment/pdca-zyklus-qua
litaetsmanagement/

Reason J. (2000): Human error: models and management. BMJ
2000;320(7237): 768–70

Vahs, D. (2007) Organisation – Einführung in die
Organisationstheorie und -praxis. Stuttgart: Schäffer-Poeschel

Danksagung

Ohne die vielen Pflegeeinrichtungen, die ich besuche, hätte mein Buch nie entstehen können. Ich danke allen, die mir einen Einblick gewährt haben, und sage allen Pflegekräften DANKE, ihr macht einen tollen Job!

Ich danke den zahlreichen Pflegedienstleiter(inne)n, die mich im Gespräch und bei meinen Besuchen unterstützten. Eure Fragen, Anregungen, Diskussionen waren für mich immer eine Quelle der Inspiration.

Ich danke meinen Kolleginnen und Kollegen vom gemeinnützigen Schulungszentrum für Sozialwesen in Auerbach für die zwar seltenen (so oft bin ich nicht da …), aber konstruktiven Frühstücksgespräche, die so oft einen Stein für mich ins Rollen brachten.

Ich danke meiner Lektorin, Frau Dipl.-Theol. Christiane Lober für die zahlreichen Tipps.

Und ich danke meiner Mutti, ohne deren tatkräftige Unterstützung ich nicht das wäre, was ich heute bin:

DANKE, Mutti, für alles!